Bibliografische Information der Deutschen Nationalbibliothek:

Die Deutsche Bibliothek verzeichnet diese Publikation in der Deutschen Nationalbibliografie; detaillierte bibliografische Daten sind im Internet über http://dnb.d-nb.de/ abrufbar.

Impressum:

Druck und Bindung: Books on Demand GmbH, Norderstedt Germany
ISBN: 9783668797963

Dieses Buch bei GRIN:

https://www.grin.com/document/438189

Dietmar Kern

Digitale Volumentomographie (DVT)

Wissenschaftliche Forensik über Dringlichkeit, Indikation, der medizinischen Notwendigkeit sowie über die Wirtschaftlichkeit durch den Einsatz der DTV

GRIN Verlag

Wissenschaftliche Forensik

über Dringlichkeit, Indikation, der medizinischen Notwendigkeit sowie über die Wirtschaftlichkeit durch den Einsatz der Digitalen Volumentomographie, kurz DVT

Inhaltsverzeichnis

Vorwort 4

Einleitung 5

TOP 1: Einleitung und Beschreibung der neuen Methode 6

Bisherige Übersichtsaufnahmemöglichkeiten in der Zahnheilkunde 6

Panoramaschichtaufnahme 6

Transversale Schichtaufnahmetechnik (TSA) 7

Computertomographie (CT) 7

CT contra DVT 8

CT und DVT – was sind die Unterschiede? 9

Wann werden CT und DVT angewendet? 9

Fazit TOP 1 10

Zahn-/Kiefer-Bereich 12

Digitale Volumentomographie 13

TOP 2: Dringlichkeit und Indikation 14

Einsatz der digitalen Volumentomographie in der Zahnmedizin 15

DVT: Funktion und Bildrekonstruktion 16

TOP 3: Fundierter Nutzen hinsichtlich der medizinischen Notwendigkeit 17

Dosis der Volumentomographie 19

Indikationen der Volumentomographie 20

Einsatzmöglichkeiten der digitalen Volumentomografie 23

Entfernung von Weisheitszähnen 23

Diagnostik subgingivaler Karies 24

Entdeckung und Beurteilung von Knochenbrüchen 25

Analyse von Knochendefekten 25

Beurteilung des Kiefergelenks 26

Präimplantations-Diagnostik 27

DVT in der Kieferorthopädie 28

DVT in der Schnarch-Therapie 28

Perspektiven 29

TOP 4: Wirtschaftlichkeit der Digitalen Volumentomographie 30
Die zwei „W": Wirtschaftlichkeit 31
... und Workflow 31
Berechnung einer DVT Aufnahme 32
Fazit 34
Tenor für die erfolgreiche Kostenübernahme durch die Kassen 36
Fragestellungen an Fachexperten, die den effizienten Einsatz einer DVT belegen 37

Vorwort

Es handelt sich bei meiner Arbeit um eine wissenschaftliche FORENSIK und nicht um eine wissenschaftliche DISSERTATION. Wie der Titel meiner Arbeit zeigt, geht es um eine künftige Kostenübernahme, die auf Grund meiner wissenschaftlichen Forensik durch das Bundesamt, das letztlich die Entscheidungsgewalt besitzt, die in das Sozialgesetzbuch aufgenommen wird und von daher die Krankenkassen verpflichtet, diese Kosten zu übernehmen. Daher müssen in dieser wissenschaftlichen Arbeit Auszüge aus Studien, aus Gesprächen mit Unikliniken und Spezialisten der Zahnheilkunde - originalgetreu übernommen werden - so sind die Vorschriften, die in einer Dissertationsarbeit zu strafrechtlichen Urheberrechtsverletzungen führen würden.

Im Umkehrschluss bedeutet dies, dass meine wissenschaftliche FORENSIK für Studierende, die hierauf eine wissenschaftliche Arbeit anfertigen wollen, es "untersagt" ist, diese Texte originalgetreu zu übernehmen. Meine wissenschaftliche Forensik darf daher nur dazu dienen, bezüglich einer wissenschaftlichen Dissertation meine Aussagen als wichtige Hintergrundinformationen dienen zu lassen. Aus diesen Gründen halte ich eine Veröffentlichung in einem wissenschaftlichen Verlag als völlig unbedenklich. Ändern darf ich meine Arbeit nicht, denn ansonsten würden meine Bemühungen beim Gemeinsamen Bundesausschuss nicht zu dem erhofften Erfolg führen.

Aus diesem Grund habe ich auch bewusst auf Bilder von Unikliniken oder Zahnärzten verzichtet und lediglich auf Internet-Sites verwiesen, auf denen die Abbildungen ersichtlich sind. Der Grund: Durch die neue Datenschutzverordnung müsste ich von jedem einzelnen Patienten die persönliche Zustimmung einholen. Das ist nicht in meinem Sinne, da Interessierte sich auch an den Bildern orientieren können, die auf den genannten Sites wiedergegeben werden und dort urheberrechtlich geschützt sind.

Der Gemeinsame Bundesausschuss wird einige Zeit benötigen, bis er eine Entscheidung trifft. In dieser Zeit könnten Zahnärzte und alle Interessierten, die meinen Bericht lesen, auch einen Großteil dazu beitragen können, um das zu verwirklichen, was vielen am

Herzen liegt: nämlich die Kostenübernahme einer DVT durch die gesetzlichen Krankenkassen.

Dietmar Kern

Wirtschafts-/Medizinjournalist, Rechtsbeistand nach dem Rechtsberatungsgesetz (RBG)

Einleitung

Wissenschaftliche Forensik zur Übernahme der Kosten für gesetzlich Krankenversicherte durch die GKV bzw. der Übernahmeverpflichtung zur Kostenübernahme durch Überleitung durch das SGB V.

Vorgaben des Gemeinsamen Bundesausschusses, Stabsstelle Patientenbeteiligung in 10623 Berlin:

- Beschreibung der neuen Methode (die eigentlich keine neue Methode ist)
- die Relevanz und Dringlichkeit
- sowie die entsprechenden Indikationen (Diagnosen)
- sowie der fundierte Nutzen hinsichtlich der medizinischen Notwendigkeit
- und der Wirtschaftlichkeit
- beschreiben mit der jeweiligen Angabe der wissenschaftlichen Literatur

TOP 1: Einleitung und Beschreibung der neuen Methode

Die Digitalisierung hält weiterhin Einzug in alle Lebensbereiche. Auch Zahnmedizin und Zahntechnik bleiben hiervon nicht unberührt. Dieser Wandel bietet sowohl Chancen als auch Herausforderungen. Um für die dentale Zukunft gewappnet zu sein, sind neben fachlichem Know-how auch das passende Equipment sowie die entsprechende Infrastruktur notwendig.

Technologien wie digitale Abformung, 3D-Röntgen und CAD/CAM sind nur ein kleiner Auszug der dentalen Trends, die aktuell den Praxis- und Laborworkflow maßgeblich beeinflussen. Doch wodurch unterscheidet sich das CT vom DVT?

Übersichtsaufnahmen in der Zahnheilkunde sind heutzutage essentiell im zahnärztlichen Alltag. Durch verschiedenste Weiterentwicklungen kann mittlerweile bei jedem Patient eine flächendeckende radiologische Diagnostik erfolgen, ohne ein zu hohes Risiko an Strahlungsexposition akzeptieren zu müssen. Nachfolgend werden die verschiedenen Möglichkeiten bis hin zur drei-dimensionalen Erfassung der Befunde beschrieben und verglichen.

Bisherige Übersichtsaufnahmemöglichkeiten in der Zahnheilkunde

Panoramaschichtaufnahme

Die 2D Panoramaschichtaufnahme (PSA) ist aus der heutigen zahnärztlichen Praxis nicht mehr weg zu denken. Im Alltag von allen unterschiedlichen Disziplinen der Zahnheilkunde gilt sie als Standarduntersuchungsverfahren von Erstuntersuchung bis hin zur Kontrolle bereits erfolgter Behandlungsschritte. Der umfangreiche Datengewinn entsteht durch die Diagnostikmöglichkeit von verschiedensten Strukturen: Dentition, Oberkiefer, Unterkiefer mit den beiden Gelenken, ossäre Anteile des Mittelgesichts, Teile der Halswirbelsäule und des Zungenbeins, die Kieferhöhlen, Speichelsteine der Speicheldrüsen oder arteriosklerotische Veränderungen mancher Halsgefäße bis hin zu neoplastischen Veränderungen.

Technisch funktioniert ein Panoramaschichtgerät durch eine gleichsinnig um den Schädel ablaufende Rotation von einerseits Röntgenröhre und anderseits Kassetten- bzw. in der digitalen Form Sensorträgern. Die Rotationszentren verschieben sich während der Aufnahme, um die Strahlung an die anatomischen Gegebenheiten der Kiefer anzupassen. Zur Darstellung in gewünschter Schärfe bündeln eine fokusnahe primäre und eine fokusferne sekundäre Schlitzblende den Nutzstrahl.

Damit die zu beurteilenden Strukturen in der richtigen Schicht abgebildet werden, ist auf korrekte Positionierung des Patienten und gegebenenfalls individuelle Veränderungen zu achten.

Transversale Schichtaufnahmetechnik (TSA)

Durch die erweiterten Einstellungsmöglichkeiten in heutigen Panorama-schichtgeräten kann auch eine Darstellung in vestibulo-lingualer bzw. vestibulo-palatinaler Richtung erreicht werden. Leider ist auch dies eine 2-D Aufnahme, durch die einzelne Schichtbilder entstehen. Dazu muss vorher festgelegt werden, welche Region (Front-, Eck-, Seitenzahn) dargestellt werden soll, in dem die Position des Patienten mittels Messlehre festgelegt wird. Das entstehende Schnittbild kann als Beurteilung der zweiten Ebene in einer Vielzahl von Indikationen herangezogen werden: Kiefergelenk, verlagerte Zähne, Nasennebenhöhlen oder in der Implantologie.

Computertomographie (CT)

Die Computertomographie basiert auf Computer gestützte Rekonstruktions-algorithmen, die überlagerungsfreie Schichtbilder erstellen. Die dazu nötigen Datensätze entstehen durch Reizung von um den Patienten kranzartig 9 angeordneten Detektoren. Eine um den Patienten kreisende Röntgenröhre sendet die dazu nötige Röntgenstrahlung aus.

Diese so genannten Mehrzeilengeräte (MDCT) zeichnen sich durch die Anordnung mehrerer Detektoren nebeneinander und die dauerhafte Bewegung des Patienten im Zentrum aus. Dadurch entsteht eine spiralförmige Bahn und die Untersuchungszeit kann vergleichsweise reduziert werden. Die Umwandlung der von den Detektoren aufgenommenen Signale erfolgt zunächst in eine elektrische Form und weiter durch Fourier-Transformation in die gewünschte mathematische Form. Der Grauwertumfang ist auf 4000 Einheiten festgelegt (Hounsfield-Units= HU). Jedes Gewebe hat dabei einen bestimmten Dichtewert.

Tabelle 1 Hounsfield-Skala Struktur	Hounsfield-Units (HU)
Luft	-1000
Wasser	0
Fett	-100
Muskelgewebe	ca. 45
Blut	ca. 65
Spongiosa	ca. 150
Kompakta	bis zu 2500

CT contra DVT

Die Computertomografie (CT) ist eine spezielle Art des Röntgens. In der Medizin wird sie erst seit den 1970er Jahren verwendet.

Bei der Untersuchung werden mit Hilfe von Röntgenstrahlen viele Querschnittsbilder der gewünschten Kiefer- bzw. Körperpartie erzeugt. Diese Einzelbilder werden von einem Computer zusammengefügt (rekonstruiert). Der Arzt kann sich verschiedene Lagen des untersuchten Bereichs ansehen und zum Beispiel am Bildschirm durch die einzelnen Schichten des aufgenommenen Kiefer- bzw. Körperbereiches „hindurch fahren". Auch ein räumliches (dreidimensionales) Bild des betreffenden Organs oder der entsprechenden Struktur kann auf dem Computermonitor dargestellt werden.

Im Gegensatz zum konventionellen Röntgen treten wegen der Aufnahme einzelner dünner Schichten keine Überlagerungen auf, d.h. alle Strukturen sind gut sichtbar. Auch Weichgewebe, z.

B. eine entzündete Schleimhaut, können dargestellt werden. Die Untersuchung wird in der CT-„Röhre“ durchgeführt, manche Geräte bestehen heute nur noch aus einem Ring.

Die digitale Volumentomographie (DVT) ist ein spezielles Röntgenverfahren, um Aufnahmen im Bereich des Kopfes zu machen und wird vorwiegend in der Zahn-, Mund- und Kieferheilkunde eingesetzt. Sie funktioniert ähnlich wie die CT, d. h. es werden mittels vieler Querschnittsbilder Schichtaufnahmen und dreidimensionale Aufnahmen erzeugt. Mit diesen können Ärzte zum Beispiel eine Operation bzw. die Behandlung planen. Das DVT-Röntgengerät besteht ebenfalls aus einem Ring und sieht einem üblichen OPG-Gerät ähnlich. Die Aufnahme selbst dauert nur einige Sekunden. Dabei werden etwa 200 Aufnahmen des Ober- und Unterkiefers gemacht, die an das integrierte Computerprogramm weitergeleitet werden.

CT und DVT – was sind die Unterschiede?

CT und DVT funktionieren nach ähnlichen Prinzipien und mit beiden können dreidimensionale Aufnahmen erstellt werden. Sie unterscheiden sich u. a. in der Technik.

Beim CT tastet ein fächerförmiges Röntgenstrahlenbündel die entsprechende Kieferregion in mehreren Durchgängen ab. Beim DVT ist dieses Röntgenstrahlenbündel kegelförmig. Daher ist nur **ein** Durchgang notwendig, um alle notwendigen Schichten für die Errechnung der dreidimensionalen Darstellung zu erfassen.

In der Darstellung ist die CT besser geeignet, um Weichgewebsveränderungen, z. B. der Schleimhaut der Kieferhöhlen darzustellen. Die DVT hingegen ermöglicht eine bessere Ansicht von Details, z. B. des Kieferknochens. Durch das unterschiedliche technische Verfahren arbeitet die DVT im Vergleich zur CT strahlenreduziert.

Wann werden CT und DVT angewendet?

In der Zahnmedizin werden die Computertomografie und die Digitale Volumentomografie eingesetzt, um die Strukturen im Kiefer genau zu beurteilen. Vor komplexen Implantationen sind sie ein hilfreiches Verfahren, um die Behandlung sicher zu planen. Sie werden unter anderem angewendet,

- wenn der Unterkiefernerv auf anderen Röntgenbildern nicht durchgängig zu erkennen ist oder zwischen den Wurzeln der übrigen Zähne verläuft,
- um das Knochenangebot im Ober- oder Unterkiefer zu beurteilen, wenn mehrere Zähne fehlen.
- unter Umständen, wenn vor einer Implantation der Oberkieferknochen wieder aufgebaut werden soll,
- wenn der Kieferknochen zwar dünn ist, aber mit entsprechend kleineren Implantaten ein Knochenaufbau nicht notwendig ist.

Anhand der Röntgenbilder erfolgt dann eine dreidimensionale Planung des Eingriffs. Auch vor einer Weisheitszahnentfernung kann eine digitale Volumentomographie notwendig sein. Zum Beispiel, wenn

- die Weisheitszähne verlagert sind
- oder in Nähe des Unterkiefernervs bzw. der Kieferhöhle liegen.

Fazit TOP 1

Zu Zeiten, als nur konventionelle Röntgenmethoden zur Verfügung standen, hatte die Bild gebende Diagnostik bei einer Vielzahl von Erkrankungen der Kopf-/Hals-/Region einen geringen Stellenwert, weil sie bisweilen zu falschen Schlussfolgerungen führte. Erst die Einführung der modernen Schnittbildverfahren ermöglichte eine präzise, überlagerungsfreie und maßstabgetreue Darstellung der Anatomie mit hoher Orts- und Kontrastauflösung. Neben der Ausbreitung von Erkrankungen zeigen Schnittbilder auch anatomisch bedingte Gefahrenpunkte für eine Operation, auf deren Grundlage eine valide Auswahl und genaue Planung des therapeutischen Vorgehens vorgenommen werden kann.

Aus diesem Grund hat vor allem die Computertomographie (CT) wesentlich zur Entwicklung der endoskopischen und anderer minimal-invasiver Operationsverfahren beigetragen und ist daher heute unverzichtbarer Bestandteil jeder präoperativen Vorbereitung. Die Ultraschalldiagnostik hat aufgrund einer verbesserten Bildqualität inzwischen einen hohen Stellenwert bei der Diagnostik der Speicheldrüsen und der Halsweichteile erlangt.

In den letzten Jahren ist die digitale Volumentomographie (DVT) als weiteres röntgenbasiertes Schnittbildverfahren für Zahn- und Knochenstrukturen des Schädels hinzugekommen. Der klinische Wert der Methode ist im Bereich Zahn-, Mund- und Kieferheilkunde sowie der Mund-, Kiefer- und Gesichtschirurgie für die Hochkontrastdiagnostik **anerkannt** und wird derzeit für andere Fachgebiete noch evaluiert.

Obschon die geringe Aussagekraft der klassischen Projektionsradiographie mit entsprechend irreführenden Interpretationsmöglichkeiten in wissenschaftlichen Publikationen seit drei Dekaden vielfach dokumentiert ist und Leitlinien aller Fachgesellschaften die konventionelle Röntgendiagnostik mit Ausnahme der Zahn-, Mund- und Kieferheilkunde nicht mehr oder nur noch mit erheblichen Einschränkungen enthalten, teils auch konkret davon abraten, werden in der Praxis immer noch zahlreiche Standard-Röntgenaufnahmen angefertigt.

Zu den Gründen hierfür zählen möglicherweise die niedrige Strahlenexposition, die niedrigen Herstellungskosten und die scheinbare „Übersichtlichkeit“ der anatomischen Darstellung. Hierbei wird das Risiko der Täuschung durch Projektionseffekte auch für Geübte unterschätzt und das tatsächliche Nutzen-/Risiko-/Verhältnis der heute verfügbaren diagnostischen Methoden nicht adäquat berücksichtigt.

Auch der Verweis auf eine höhere Expositionsdosis bei der CT im Vergleich zur Projektionsradiographie beruht in der pauschalisierten Weise eher auf Situationen/Bedingungen, die der Vergangenheit angehören. Die Expositionsdosis der CT ist in einem weiten Regelbereich von der Fragestellung abhängig: Während zur Weichteildiagnostik mit intravenöser Kontrastmittelgabe eine Dosis verwendet wird, die mit aktueller Strahlenschutztechnik nur circa 30 % der Dosis von vor 15 Jahren beträgt, ist der Dosisbedarf zur reinen Hochkontrast-Diagnostik, zum Beispiel zur Untersuchung von

Knochen, Nasennebenhöhlen oder Zähnen, heute ähnlich gering wie der einer herkömmlichen Röntgenuntersuchung.

Zahn-/Kiefer-Bereich

Primäres Bild gebendes Verfahren für eine Untersuchung der Zähne und des Kiefers ist die Projektionsradiographie in Form intraoraler Zahnaufnahmen oder der (extraoralen) Panoramaschichtaufnahme (Orthopantomogramm, OPG). Die intraorale Zahnaufnahme erlaubt bei endodontalen und parodontalen Erkrankungen eine Diagnostik mit hoher Ortsauflösung und minimaler Strahlenexposition. Das OPG bietet eine übersichtliche Darstellung des gesamten Zahnstatus einschließlich des zugehörigen Kieferknochens mit geringer Dosis.

Zahnaufnahmen und OPG werden neben der Diagnostik entzündlicher Erkrankungen bislang auch noch bei kieferorthopädischen Fragen, zur Traumadiagnostik, bei unklarer klinischer Symptomatik und zur Initialdiagnostik bei der Planung von Zahnimplantaten verwendet; Fernröntgen-Seitaufnahmen werden fakultativ bei der orthognaten Chirurgie genutzt. Bei ausgedehnten Zysten und anderen benignen oder malignen Kieferläsionen ist eine Schnittbilddiagnostik indiziert. Gleiches gilt für die Traumadiagnostik, wenn weitere Bereiche des Mittelgesichts mit betroffen sein könnten.

Auch zur Implantatplanung wird zunehmend die Schnittbilddiagnostik verwendet. Diese erlaubt im Vergleich zur Projektionsradiographie eine genauere Beurteilung der Knochensubstanz, eine exakte Vermessung nicht nur der Kieferhöhe, sondern auch der Kieferbreite, eine dreidimensionale Lokalisation des Nervenkanals im Unterkiefer und die Beurteilung der Lagebeziehung der Kieferhöhlen im Oberkiefer sowie dort möglicherweise vorhandener Entzündungen.

Bei dentalen Traumata ist die DVT der konventionellen Röntgendiagnostik mit Zahnfilm und Panoramaschichtaufnahme überlegen. Zur Schnittbilddiagnostik wird vorzugsweise die CT oder die DVT eingesetzt. Beide Methoden unterliegen aus strahlenhygienischen Gründen den gleichen Einschränkungen. Bei der Abklärung im Hinblick auf eine Osteomyelitis, tumoröse

Veränderungen oder bei der Diagnostik einer Osteonekrose der Kiefer sind im Hochkontrastbereich die CT und die DVT der konventionellen Diagnostik überlegen. Die MRT ist bei diesen Erkrankungen allerdings als Bild gebende Methode mit der höchsten diagnostischen Aussagekraft zu bevorzugen.

Digitale Volumentomographie

Die digitale Volumentomographie (DVT; synonym: „cone beam CT", CBCT) ist ein CT-ähnliches Röntgenschnittbildverfahren, das aufgrund der kleinen Untersuchungsvolumina zunächst auf die Dentaldiagnostik beschränkt war. Technische Weiterentwicklungen ermöglichen heute einen größeren Untersuchungsbereich, so dass das Verfahren jetzt auch am Gesichtsschädel und Schläfenbein für Fragestellungen im Hochkontrastbereich alternativ zur CT eingesetzt wird.

Der diagnostische Wert der Sonographie im Kopf-Hals-Bereich liegt vor allem in der Beurteilung oberflächlicher Regionen. Hierzu zählen insbesondere die Untersuchung der Speicheldrüsen, der Schilddrüse, der großen Blutgefäße und oberflächlich gelegener vergrößerter Lymphknoten und anderer pathologischer Läsionen.

Ein Sekretspiegel oder ein Empyem der Kieferhöhle als fakultatives Zeichen einer akuten Sinusitis kann mittels Sonographie (B-Mode) nur erschwert darstellbar sein. Die Sinus ethmoidales und sphenoidalis sind der Sonographie anatomisch bedingt nicht zugänglich. Insgesamt ist die Wertigkeit des Ultraschalls in der Diagnostik der Rhinosinusitis damit sehr eingeschränkt und hängt stark von der Erfahrung des Untersuchers ab. Bei chronischer Sinusitis ist die Sonographie nicht indiziert. Daher wird hierfür eine DVT bevorzugt eingesetzt.

Quelle: Wissenschaftliche Studie unter http://www.medizin.uni-halle.de/uploads/media/Bildgebende_Verfahren_in_der_Kopf-Hals-Diagnostik_01.pdf

TOP 2: Dringlichkeit und Indikation

Die digitale Volumentomographie (DVT) hat in den letzten Jahren in vielen Bereichen der Zahnmedizin zunehmend an Popularität gewonnen. Im zahnärztlichen Alltag wird die DVT mittlerweile **standardmäßig** eingesetzt. Die DVT ist ein dreidimensionales Tomographieverfahren, das mit einem konischen Röntgenstrahl arbeitet. Aus den gewonnenen Detektorsignalen wird ein aus kleinen, isotropen Bausteinen, den so genannten Voxeln, bestehender, dreidimensionaler Volumendatensatz erzeugt.

Aus diesen Volumendaten können Schnittbilder des aufgenommenen Objektes erzeugt werden. In der englischsprachigen Literatur wird das Verfahren meist als „Cone-beam-CT" (Konusstrahl-CT) bezeichnet. Als dreidimensionale Bildgebungsmöglichkeit bietet die DVT (im Rahmen ihres Indikationsbereiches) gegenüber zweidimensionalen (2D) Röntgenverfahren Vorteile für die Diagnosestellung und Therapieplanung. Im Gegensatz zu 2D-Verfahren können mit Hilfe der DVT anatomische Strukturen in allen Raumebenen dimensionsgenau abgebildet werden.

Auch die für den Patienten relativ geringe Strahlendosis stellt einen eindeutigen Vorteil der DVT im Vergleich zu anderen dreidimensionalen Röntgenverfahren, vor allem der klassischen Computertomographie (CT), dar (Kau et al. 2009/2017). Ein weiterer Vorteil gegenüber der CT-Technologie besteht darin, dass die Anschaffungskosten für DVT-Systeme geringer sind und die Geräte kleinere Stellflächen benötigen (Kau et al. 2009/2017; Miracle et al. 2009/2017).

Die heute auf dem Markt befindlichen DVT-Geräte sind so genannte „All-in-One"-Geräte. Mit diesen Geräten können neben DVT-Aufnahmen auch Panoramaröntgenaufnahmen, Fernröntgenbilder und zum Teil dreidimensionale Fotos/Scans angefertigt werden. Durch die Verfügbarkeit solcher Kombinationsgeräte wurde die DVT zusätzlich attraktiv für eine große Anzahl an zahnmedizinischen Praxen.

Trotz vieler Vorteile dieser Technologie sind der Aussagekraft eines digitalen Volumentomogramms Grenzen gesetzt. In Gegenwart von Strukturen hoher Elektronendichte im gescannten Objekt, wie z.B. Titanimplantaten oder Goldkronen, treten im rekonstruierten

Volumendatensatz Artefakte auf. Artefakte stellen sich als Bereiche dunklerer oder hellerer Grauwerte als die des untersuchten Objektes dar. Sie maskieren Informationen über tatsächlich vorhandene Strukturen.

Die Bildqualität wird durch solche Artefakte verschlechtert und die Interpretierbarkeit der Röntgenbilder eingeschränkt. In der Zahnheilkunde werden viele verschiedene Werkstoffe als Restaurationsmaterialien verwendet. Sie repräsentieren häufig röntgendichte Strukturen, die Artefakte hervorrufen können. In der vorliegenden Studie soll der Einfluss verschiedener zahnärztlicher Werkstoffe und geometrischer Formen auf die Entstehung von Artefakten in der DVT überprüft werden.

Unterschiede in der Morphologie möglicher Artefakte sollen dargestellt und diskutiert werden. Der Schwerpunkt wird hierbei auf in der Zahnmedizin häufig verwendete Materialien gelegt: Titan, Nichtedelmetall, Keramik, Guttapercha und Composite.

Einsatz der digitalen Volumentomographie in der Zahnmedizin

In der Implantologie wird die DVT vor allem für die Implantatplanung verwendet (Kau et al. 2009/2017; Miracle et al. 2009/2017). Im Bereich der Endodontie wird sie genutzt, um Wurzelfrakturen und -resorptionen zu diagnostizieren (Tyndall et al. 2008/2017; Bernardes et al. 2009/2017; DGZMK 2009/2017; Kau et al. 2009/2017; Miracle et al. 2009/2017). In der Oralchirurgie dient sie hauptsächlich der dreidimensionalen Darstellung von Weisheitszähnen und deren Lage zu umgebenen Strukturen (Mandibularkanal).

Die Mund-Kiefer-Gesichtschirurgie verwendet die DVT größtenteils bei Fragestellungen der Traumatologie (Scarfe et al. 2008/2017; Kau et al. 2009/2018). Knöcherne Parodontalsituationen können für die Parodontologie von Interesse sein (Tyndall et al. 2008/2017). Aus einem DVT gewonnene Informationen über die Wertigkeit von Pfeilern oder Knochenangebote zur Therapieplanung werden in der Prothetik genutzt (DGZMK 2009/2018).

Sinnvolle Einsatzgebiete in der Kieferorthopädie begründen die dreidimensionale Orientierung bei retinierten und verlagerten Zähnen. Des Weiteren können Resorptionen und Ankylosen von Zähnen sichtbar gemacht und Knochenangebote evaluiert werden (Holberg et al. 2005/2017; Kau et al. 2009/2018).

DVT: Funktion und Bildrekonstruktion

Unterschiede in den verfügbaren DVT-Systemen liegen hauptsächlich im einstellbaren Bildausschnitt, auch „Field of View" (FOV) genannt, der effektiven Dosis, der Voxelgröße, der Art der Detektoren, Scan- und Rekonstruktionszeit, verwendeten Rekonstruktions- und Filteralgorithmen, sowie Stellfläche und Kaufpreis.

Bei einem DVT-Gerät rotiert eine aus Röntgenröhre und gegenüberliegendem Sensor bestehende „Gantry" um den Patienten. Von der Röntgenröhre wird ein dreidimensionales, kegel- oder pyramidenförmiges Nutzstrahlenbündel ausgesendet. Als Sensor dient bei den meisten Gerätetypen ein Flachdetektor, auch „flat-panel detector" (FPD) genannt. Bei einigen Systemen kommen jedoch auch noch Bildverstärker zum Einsatz (z.B. Galileos Compact, Sirona Dental Systems GmbH, D-Bensheim).

Die Aufnahmedauer eines DVTs variiert zwischen 8 bis 40 Sekunden, wobei die effektive Dosis zwischen ca. 5 μSv und 1073 μSv schwankt (DGZMK 2009/2018; Kau et al. 2009/2018). Während der zirkulären Umlaufbahn nimmt der Sensor eine große Serie von zweidimensionalen Projektionsaufnahmen auf (Scarfe et al. 2008/2017). Hieraus wird später das dreidimensionale Volumen rekonstruiert. Röntgenstrahlen erfahren in jedem Punkt, den sie bei der Durchquerung von Materie auf ihrem Weg von der Röntgenquelle zum Detektor durchlaufen, eine Abschwächung. Diese Abschwächung kann mit dem Lambert-Beer-Gesetz für monoenergetische Strahlung beschrieben werden:

I = I0 · e!μd

I = Intensität nach Durchgang durch die Schichtdicke d (vom Detektor gemessene Intensität)

I0 = Ausgangsintensität (von der Röntgenröhre emittierte Intensität) μ = Schwächungskoeffizient

d = Schichtdicke

Aufhärtungsartefakte sind im DVT stärker ausgeprägt als im CT, da im DVT niedrigere Spannungen verwendet werden und der Aufhärtungseffekt für höhere Energien geringer ist (Scarfe et al. 2008/2017). Strahlenaufhärtung ist eine der wichtigsten Ursachen für Metallstreifenartefakte (De Man et al. 1999/2017). Zum Beispiel zeigten Schulze et al. in einer Studie, dass allein durch Strahlenaufhärtung die Regionen nahe der Oberfläche eines Titanimplantates unzuverlässig wiedergegeben werden.

Gleiches wiesen sie für die Verbindungslinien zwischen mehreren Titankörpern nach (Schulze et al. 2010/2018). Auch für andere hoch absorbierende zahnärztliche Materialen, wie zum Beispiel Composite, Keramiken oder Guttapercha, ist eine durch Strahlenaufhärtung bedingte Entstehung von Artefakten zu erwarten.

TOP 3: Fundierter Nutzen hinsichtlich der medizinischen Notwendigkeit

Die Diagnostik in der Zahnmedizin wurde in den vergangenen Jahren durch die Einführung der digitalen Volumentomographie (DVT) erweitert. Diese bietet eine dreidimensionale Darstellung der Mund-, Kiefer- und Gesichtsregion und liefert Informationen, die bei einer Projektionsaufnahme verloren gehen. Seit ihrer Einführung hat die Anzahl der installierten Systeme in Deutschlands Praxen insbesondere nach den großen Messen 2016 und 2018 deutlich zugenommen.

Im zahnmedizinischen Bereich hat die DVT die konventionelle Computertomographie fast vollständig verdrängt. Neben sehr speziellen Fragestellungen gilt nur noch der zwingend erforderliche Einsatz von Kontrastmittel als Rechtfertigung für eine Datenakquisition mittels CT in der Zahnmedizin. Begründen lässt sich dies im Wesentlichen durch eine geringere Strahlendosis, die für die Erstellung einer DVT benötigt wird. Das Rekonstruktionskonzept beruht, ähnlich wie bei der CT, meist auf einer Rückprojektion von Bildinformationen in eine vorgegebene Matrix. Das Röntgenröhren-Detektor-System rotiert um das zu untersuchende Objekt und erfasst, durch oftmals gepulste Röntgenstrahlung hervorgerufen, so genannte Fluoroskopien.

Während einer einzigen Untersuchung werden so - je nach Hersteller und Gerätetyp - zirka 200 bis 600 einzelne Durchleuchtungen erzeugt. In einem Rechenprozess, der heute dank der immer schneller werdenden Rechnerleistung nur noch wenige Minuten dauert, werden diese Daten zu einem Volumen verarbeitet. Wesentliche Unterschiede zur CT sind zum einen das kegelförmige (engl.: cone beam) Strahlenbündel sowie die fehlende Bewegung des Patienten entlang der Körperlängsachse durch die Gantry.
In den meisten Fällen setzen die Hersteller heute auf den so genannten Flachdetektor (flat panel detector, FPD), um die Fluoroskopien aufzuzeichnen. Dieser kann aufgrund des recht komplizierten Herstellungsprozesses zwar teurer sein als ein Bildverstärkersystem (image intensifier) und sollte mit einer höheren Energie angesteuert werden, liefert aber im Allgemeinen die hochwertigeren Ergebnisse in Form von rauschfreieren und kontraststärkeren Daten.

Entscheidender Vorteil: Die Daten können in verschiedenen Ebenen wiedergegeben werden (siehe Abbildung).

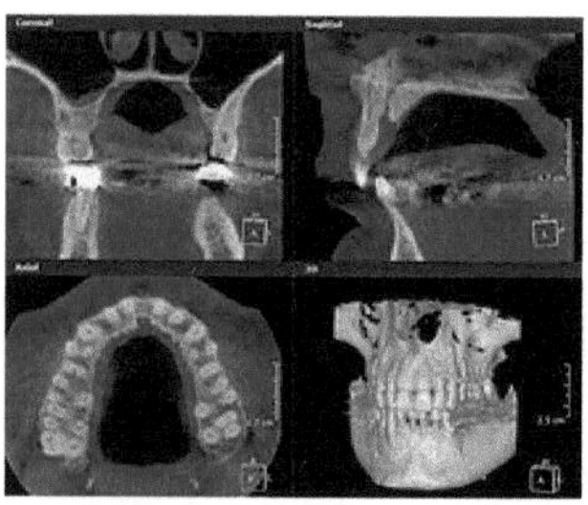

Quelle: freie Pressebilder

Das Grundgerüst der fertig rekonstruierten Datensätze sind die Voxel (engl.: volumetric element). Sie stellen zugleich die kleinste Baueinheit dar und sind bei der DVT in aller Regel isotrop, also würfelförmig. Die CT hingegen liefert oftmals – abhängig von der selektierten Schichtdicke – anisotrope Voxel. Durch weitere Rechenprozesse können die Daten auf verschiedenste Weise dargestellt werden. Die multiplanaren Rekonstruktionen stellen die sinnigste Weiterverarbeitung der Daten dar. Hierbei wird das Volumen durch senkrecht zueinander stehende Ebenen zerlegt, wodurch die Ansichten Axial, Sagittal und Koronal erzeugt werden (Abb. 1).

Die farbliche und transparente Darbietung von Daten schindet zwar Eindruck bei Patienten genauso wie bei potenziellen Kaufinteressenten eines solchen Röntgensystems, ist aber diagnostisch von keinerlei größerem Nutzen. Die Manipulation, Interpolation und Abstrahierung der Daten wird hier in aller Regel übertrieben.

Dosis der Volumentomographie

Die Strahlenexposition durch eine DVT hängt im Wesentlichen von der verwendeten Röntgenröhre, der Filterung der Einblendung, den gewählten Expositionsparametern und nicht zuletzt von der untersuchten Körperregion ab. Im zahnmedizinischen Anwendungsbereich kommt eine relativ harte Strahlung zum Einsatz, was durch eine Röhrenspannung von etwa 90 kV und eine geeignete Filterung erreicht wird. Die höhere Röhrenspannung sorgt für eine größere Beschleunigung der Elektronen auf ihrem Weg von der Katode zur Anode, was wiederum zu einer kurzwelligeren, also energiereicheren Strahlung führt.

Die Filterung entscheidet über die Wellenlänge der passierenden Photonen. Langwellige, also energieärmere Röntgenstrahlung wird hierdurch zurückgehalten. Die relative Härte der Strahlen sorgt für eine gute Durchdringung und führt – bis zu einer bestimmten Schwelle – zu einer Reduktion der effektiven Dosis (Deff).

Indikationen der Volumentomographie

• 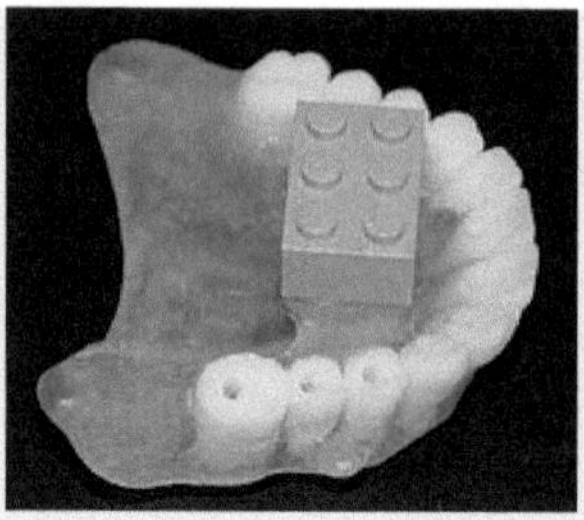 Quelle: freie Pressebilder

Abbildung: Haupteinsatzgebiet ist die präimplantologische Diagnostik und wird es in absehbarer Zukunft wahrscheinlich auch bleiben.

Haupteinsatzgebiet ist die präimplantologische Diagnostik und wird es in absehbarer Zukunft wahrscheinlich auch bleiben (Abb. 2). Zum einen soll das Knochenvolumen bestimmt werden, welches für das geplante Implantatlager zur Verfügung steht, zum anderen gehört der Ausschluss von Pathologien im Implantationsgebiet zur rechtfertigenden Indikation der Aufnahme.

Im Gegensatz zur PSA hat bei der DVT ein eventueller Vergrößerungsfaktor keinen Einfluss. Das Einbringen einer Röntgenschablone bleibt aber weiterhin obligat, um eine Referenzierung der prothetisch gewünschten Implantatposition zu gewährleisten. Hierbei kommen allerdings keine 5 mm durchmessenden Stahlkugeln zum Einsatz, sondern Hülsen des entsprechenden Implantatsystems mit einem Innendurchmesser von ca. 2 mm. Insbesondere bei größeren zahnlosen Kieferabschnitten ist dieses Vorgehen von Vorteil.

• 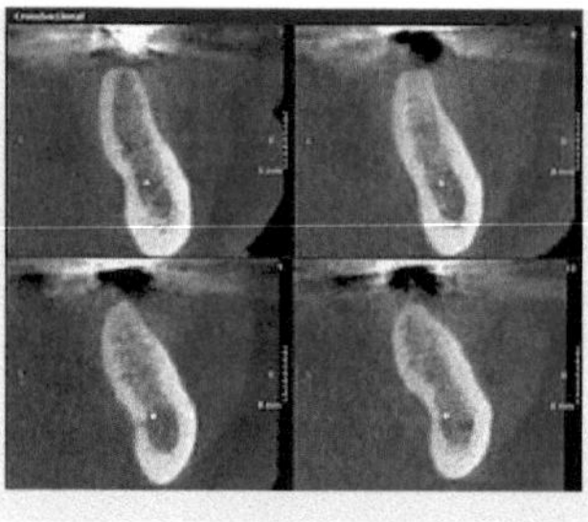 Quelle: freie Pressebilder

Abbildung: Im Unterkiefer zählt die Darstellung des Mandibularkanals (nicht des N. alveolaris inferior) zu den häufigsten Fragestellungen bei der Erstellung einer DVT.

Ein weiterer Schritt ist die virtuelle Planung von Implantaten am Computer mithilfe einer Software. Hierfür sind in der Regel ein oder mehrere Referenzkörper erforderlich, um die Röntgenschablone in einem anschließenden Laborschritt zu registrieren und in eine Bohrschablone umzuarbeiten. In der Bohrschablone sind dann Implantatposition und -winkel sowie Bohrtiefe verschlüsselt, deren Werte vorher in der Planungssoftware festgelegt und exportiert wurden.

Nachteil dieses Vorgehens sind zum einen die Kosten der Prozedur sowie die teils komplizierte Anwendung gerade für Anfänger. Weiterhin gibt es nur wenige Anbieter, die nicht gleichzeitig auch Implantathersteller wären, was aus Anwendersicht nicht immer vorteilhaft sein muss.

Auch die Beurteilung der Kieferhöhlen kann bei geplanter Implantation im Oberkiefer erforderlich sein. Hier gilt es, etwaige Veränderungen in der Kieferhöhle und besonders der auskleidenden Schleimhaut auszuschließen und das Vorliegen von Septen zu prüfen. Im Unterkiefer zählt die Darstellung des Mandibularkanals (nicht des N. alveolaris inferior) zu den häufigsten Fragestellungen bei der Erstellung einer DVT (Abb. 3).

Aus zahnmedizinischer Sicht kann gesagt werden, dass die Planung von Implantaten und die anschließende Versorgung durch den Einsatz der DVT – gerade bei größeren Arbeiten – erleichtert wird. Zu wissen, wie es um die Knochenquantität und -qualität bestellt ist, sollte in aller Regel mehr hilfreich als hinderlich sein.

Aus forensischer Sicht hingegen muss die Gemeinschaft der niedergelassenen Zahnärzte darauf achten, nicht durch rechtliche Aspekte bei jeglicher Implantatversorgung zur Erstellung einer DVT gezwungen zu werden. Die Aufnahme von Kiefergelenken ist nur indiziert, wenn eine knöcherne Läsion, sei sie degenerativ oder traumatisch bedingt, vermutet wird, da Weichgewebe mittels ionisierender Strahlung nicht in ausreichender Kontrastierung abgebildet werden können. Dies gilt bei dieser Fragestellung ebenso für die konventionelle CT. Hierfür ist nach wie vor die Kernspintomographie (MRT) das diagnostische Mittel der Wahl.

Als eines der wenigen Einsatzgebiete der DVT in der Kieferorthopädie gilt die Darstellung von retinierten und verlagerten Zähnen. Hierbei steht nun nicht mehr die reine Lagebestimmung im Vordergrund, sondern ebenso die Beurteilung möglicher Resorptionen und Ankylosen. Einschränkende Faktoren sind hier zum einen die Bewegungen der jungen Patienten sowie das Auflösungsvermögen des verwendeten Systems.

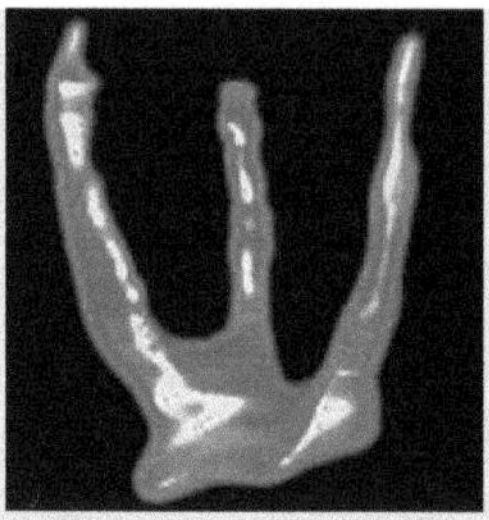

Quelle: freie Pressebilder

Abbildung: Darstellung der dreidimensionalen Kanalstrukturen zur besseren Planbarkeit der Wurzelkanalfüllungen.

Sehr gut lassen sich mit der DVT tumorartige Veränderungen des Knochens sowie die Folgen einer entzündlichen Veränderung diagnostizieren. Studien zeigten, dass die Aussagekraft eines Zahnfilms (ZFM) im Rahmen der Endodontie und der Parodontologie eingeschränkt ist. Als einfaches Beispiel sei hier der Zahnstatus genannt. Hierbei wird mit relativ hoher Strahlendosis relativ wenig Information generiert. Das Verhältnis von Dosis zu Information ist bei der DVT im Allgemeinen günstiger.

Vertikale Knocheneinbrüche können hier nicht nur mesial und distal, sondern in allen Ebenen des Raumes dargestellt werden. Auch auf dem Gebiet der Endodontie kann mittlerweile ein Vorteil der Volumentomographie gegenüber dem Zahnfilm verzeichnet werden. So lassen sich Kanalstrukturen dreidimensional darstellen und somit Wurzelkanalfüllungen besser planen (Abb. 4).

Einsatzmöglichkeiten der digitalen Volumentomografie

Das Digitale Volumentomogramm (DVT) ist für viele Mund-, Kiefer- und Gesichtschirurgen und chirurgisch tätige Zahnärzte aus der Praxis gar nicht mehr wegzudenken. Es ermöglicht eine maximal genaue Planung schwieriger Operationen und minimiert so auch viele Operationsrisiken.
Wenn man einen Nervenverlauf vorher kennt oder die Ausdehnung einer Zyste mit der Beteiligung von Nachbarstrukturen genau einschätzen kann, kann man das operative Vorgehen danach ausrichten und befindet sich stets auf der sicheren Seite. Auch für die ärztliche Beurteilung von Knochenbrüchen und Atemwegsobstruktionen ist das DVT von großer Bedeutung. So stellt dieses dreidimensionale Röntgenverfahren sowohl aus zahnmedizinischer als auch aus medizinischer Sicht definitiv eine diagnostische Bereicherung dar.

Das DVT ist eine Röntgenaufnahme in Schichten, ähnlich dem CT. Im Vergleich zum CT bietet es jedoch deutlich mehr und feinere Schichtungsmöglichkeiten und ist deshalb speziell für den Kopf-/Hals-/Bereich ein großer Mehrwert. Auch ist es deutlich strahlungsärmer als das herkömmliche und auch als das Low-dose-CT.

Das DVT ist besonders geeignet für die Beurteilung der knöchernen Strukturen. Bei einer Reihe klassischer Fragestellungen aus dem Bereich der Zahn-, Mund- und Kieferheilkunde sowie der Mund-, Kiefer- und Gesichtschirurgie wurde der Einsatz des DVTs bereits klinisch mit großem Erfolg erprobt. In vielen chirurgischen Praxen ist das DVT vor bestimmten Operationen bereits unverzichtbar geworden. Die häufigsten Indikationen für den erfolgreichen Einsatz des DVTs sollen im Folgenden

Entfernung von Weisheitszähnen

Die Entfernung von Weisheitszähnen ist einer der häufigsten chirurgischen Eingriffe im Bereich von Mund und Zähnen. Dabei ist das Hauptrisiko neben der Gefahr von Blutungen oder Infektionen vor allem das Risiko, den Nervus alveolaris inferior zu verletzen. Besonders

Weisheitszähne, die noch tief im Kiefer liegen, wenn sie entfernt werden müssen, zeigen relativ häufig eine enge Nachbarschaft zum Nerv.

Da nicht alle Menschen genau gleich gebaut sind, verläuft der Nerv sehr unterschiedlich, manchmal außen neben den Zahnwurzeln, manchmal innen neben den Zahnwurzeln, manchmal genau zwischen den Zahnwurzeln, beim einen weiter oben, beim anderen weiter unten. Für den Patienten bedeutet die Verletzung des Unterkiefernervs eine Gefühlsminderung oder sogar einen Gefühlsverlust im gesamten Bereich der betroffenen Unterkieferseite. Eine Gefühlsstörung ist aber gerade im Bereich des Kopfes ein Problem, das einen Menschen permanent beeinträchtigt.

Mithilfe des DVTs lässt sich das Risiko jedoch mit folgender Vorgehensweise minimieren: Bei Patienten mit retinierten und verlagerten unteren Weisheitszähnen, bei denen aufgrund des Orthopantomogramms (OPG) der Verdacht auf eine nervnahe Lage der Zähne besteht, wird eine digitale Volumentomografie (DVT) durchgeführt und ausgewertet, damit bei der Operation die - Topografie des Nervs, seine Lage im Bezug auf die Wurzeln, bekannt ist. **Dank des DVTs kann man nun diesen Nerv in seinem gesamten Verlauf genau darstellen.**

So weiß der Operateur exakt, auf welche Weise er operieren muss, an welchen Stellen er besonders vorsichtig sein muss, das heißt, wo er schneiden darf und wo nicht. Er kann sein Vorgehen, das heißt den Zugangsweg, die Notwendigkeit der Zahnteilung, die Nutzung spezieller Techniken also nach dem Befund richten. **Untersuchungen haben inzwischen belegt, dass man die Gefahr, den Nerv zu verletzen, nahezu auf Null reduzieren konnte, wenn dem Operateur entsprechende DVT-Bilder vorlagen.**

Diagnostik subgingivaler Karies

Das hoch auflösende DVT ist auch in der Lage, kariöse Stellen im subgingivalen Bereich zu zeigen, die das Auge aufgrund der Lage nicht wahrnehmen kann und die im Kleinröntgenbild oder OPG aufgrund der zweidimensionalen Technik den typischen Überlagerungen zum Opfer fallen und so deshalb ebenfalls nicht entdeckt werden können.

Entdeckung und Beurteilung von Knochenbrüchen

Im Bereich der Gesichts- und Kieferknochen sind Knochenbrüche oft besonders schwierig zu diagnostizieren. Feine Frakturlinien, kleine Knochenfragmente und vor allem Überlagerungen verschiedener Strukturen komplizieren die Entdeckung und Beurteilung der Situation. Zum Beispiel in der Nähe des Kiefergelenks ist die Einschätzung ebenso diffizil wie folgenreich, denn hier können kleine Brüche mitunter große Folgeprobleme nach sich ziehen.

Die Frage nach der besten Therapieoption, der Verantwortbarkeit eines konservativen Vorgehens oder die Notwendigkeit einer Operation sollte aber im optimalen Fall zügig geklärt werden - können. Auch die feinen Veränderungen im Behandlungsverlauf müssen beurteilt werden: heilt die Fraktur oder verschieben sich die Fragmente weiter, wächst gar der Frakturspalt. Das DVT zeigt selbst kleine Knochenverschiebungen bei feinen Knochenbrüchen.
Auch die Möglichkeit der Dokumentation ist für den einzelnen Patienten oft sehr wichtig. Kann man zum Beispiel nach einem Berufsunfall oder Schulunfall die Nasenbeinfraktur mit Bildern belegen, so hat der Patient bei Spätveränderungen etwas in der Hand, um den BG-Fall zu beweisen und die Kostenübernahme zu erreichen, auch wenn direkt nach der Verletzung primär gar keine Operationsindikation gegeben war.

Analyse von Knochendefekten

Das DVT zeigt auch Knochenverluste und Zysten sehr gut. Auch können vermeintlich Zysten, die das OPG gezeigt hat, in einigen Fällen im hoch auflösenden DVT (in diesem Fall KaVo) als Artefakte (Stafne-Kavität) entlarvt werden. Mithilfe der feinen Schichten kann die Ausdehnung des Defektes eingeschätzt werden; die Dicke des noch vorhandenen Knochens, auch feiner Lamellen, kann realistisch beurteilt werden. **Bei der Beurteilung von Veränderungen an Zahnwurzeln ist das hoch auflösende DVT unersetzbar.**

Bei der Beurteilung, welche Zahnwurzeln in eine zystische Veränderung mit einbezogen sind oder inwieweit die Kieferhöhle mit betroffen ist, ermöglicht das DVT die genausten Aussagen, sodass hier die bevorstehende Operation maximal genau geplant werden kann. Dies ist sowohl für die Aufklärung des Patienten wichtig als auch für die Vorgehensweise, das bereitgestellte Knochenersatzmaterial, die Vorbereitung von Entnahmestellen bei geplantem Eigenknochen-Transfer, einen eventuell notwendigen Kostenvoranschlag.

Auch eine Mund-Antrum-Verbindung wird oft erst in der feinen Schichtung des DVTs sichtbar. Wenn eine verdächtige Klinik nicht zu dem scheinbar unauffälligen Röntgenbild passt, lohnt sich oft die genauere Suche im 3-D-Röntgen. Manchmal sind die Defekte nur in ganz bestimmten Schichtungen zu sehen, aber groß in ihren Auswirkungen auf die Gesamtgesundheit des Patienten.

Mittels der exakten Diagnostik weiß der Operateur, wo und wie er die unerwünschte Verbindung beheben kann. Auch bei der Behandlung einer fortgeschrittenen Parodontose ist die realistische Einschätzung der bereits vorhandenen knöchernen Defekte durch die dreidimensionale Darstellung für die Therapieplanung und Prognose sehr hilfreich.

Beurteilung des Kiefergelenks

Bei Kiefergelenkerkrankungen ist eine genaue Indikationsstellung wichtig, da es hier häufig nicht nur um die Beurteilung der knöchernen Strukturen geht. Winkel, Achsen, Frakturen, Knochendefekte, Zysten, Größenunterschiede und knöcherne Verformungen sind selbstverständlich gut darstellbar. Wenn es aber um die Beurteilung von Weichteilen, wozu auch der Knorpel gehört, geht, einen Verschleiß oder eine Diskusdislokation, dann ist das NMR nach wie vor die diagnostische Methode der Wahl.

Immer wichtiger wird das DVT auch bei der Beurteilung von Schienen bei CMD-Patienten mit trotz dieser Therapie persistierenden Beschwerden. Das DVT kann zeigen, ob die Kiefergelenkköpfchen mit der Schiene in situ auch auf beiden Seiten optimal mittig eingestellt sind.

Präimplantations-Diagnostik

Für die Haltbarkeit eines Implantats ist nicht der sichtbare Teil, die Krone aus Keramik, entscheidend, sondern die Verankerung im Knochen. Eine Schraube in der Wand kann nur halten, wenn sie greift. Ins Leere gedreht, fällt sie einem bald wieder entgegen. Genauso ist es auch beim Implantat. Es braucht eine solide Verankerung im Knochen, sonst lockert es sich und fällt bald wieder heraus. Deshalb ist es für eine lange Haltbarkeit extrem wichtig, zu wissen: gibt es an der Stelle, wo man implantieren möchte, auch genug soliden Knochen. Besonders bei Zähnen, die schon chronische Entzündungen oder Vorbehandlungen wie Wurzelspitzenresektionen hinter sich haben, kann manchmal Knochen fehlen.

Auch allgemeiner Knochenabbau im Kieferbereich spielt eine große Rolle. Die Diagnostik mittels DVT bietet hier die fantastische Möglichkeit, den Knochen dreidimensional darzustellen, sodass man genau sieht, wo man am besten implantieren kann: ob ein bisschen weiter außen oder innen, weiter vorn oder hinten. Man sieht, wo wie viel Knochen für ein Implantat vorhanden ist, sodass man genau berechnen kann, welches Implantat man verwenden muss und wo es am besten platziert wird. Auch den Unterkiefernerv kann man erkennen und sich bei der Operation von ihm fernhalten, um ihn nicht zu verletzen.

Stellt man fest, dass nicht ausreichend eigener Knochen vorhanden ist, so kann man sich darauf einstellen. Man weiß, dass man erst einmal Knochen schaffen muss, mittels Knochenersatzmaterial oder durch Knochentransfer, und man erlebt keine bösen Überraschungen beim Implantieren oder hinterher.

DVT in der Kieferorthopädie

Im Bereich der Kieferorthopädie gibt es zwar verhältnismäßig wenige Fragestellungen, bei denen der Einsatz des DVTs sinnvoll ist, dafür ist es bei diesen aber umso hilfreicher. Wenn es beispielsweise bei verlagerten Zähnen, klassischerweise 13 und 23, um die Frage einer möglichen Freilegung und Eingliederung geht, ist die Stellung der Zahnachsen der verlagerten Zähne zu den übrigen Zähnen von entscheidender Bedeutung. Auch bei der Beurteilung der Stellung der Kiefer zueinander und der Planung einer Dysgnathie-Operation ist die dreidimensionale Darstellung von Achsen und Winkeln für die Therapieplanung sehr hilfreich.

DVT in der Schnarch-Therapie

Die Diagnostik mittels Funktions-DVT®, eine patentierte Vorgehensweise, ermöglicht zu beurteilen, ob eine unblutige Therapie mit einer Protrusionsschiene Erfolg versprechend ist oder ob zusätzlich / stattdessen operiert werden muss. Mithilfe der sagittalen Schicht kann man darstellen, ob die Atemwege in Rückenlage verengt sind und wenn ja, wo. Ist eine deutliche Verengung der Atemwege im Bereich des Zungengrunds bei der Aufnahme im wachen Zustand bereits deutlich zu erkennen, kann man davon ausgehen, dass diese Enge im schlafenden, entspannten Zustand noch viel ausgeprägter ist.

Möchte man wissen, ob dem Patienten eine Schnarcher-Schiene eine wirksame Verbesserung bringen kann, dann ist es möglich, mittels Funktions-DVT® die Funktion der Schiene zu simulieren und die individuellen Werte zu messen. Eine deutliche Erweiterung durch die neue Position lässt einen Erfolg der Schienentherapie erwarten. Die ausführliche Studie wurde auf dem Jahreskongress 2007/2017/2018 der Deutschen Gesellschaft für Schlafmedizin publiziert.

Perspektiven

Der Anteil der digitalen Bild gebenden Verfahren in der Zahnmedizin wird zusehends größer. Dies liegt jedoch auf keinen Fall an der Integration der Volumentomographie in den zahnmedizinischen Praxisalltag. In Deutschland sind laut den jüngsten Schätzungen etwa 1.400 Geräte im Einsatz. Bedenkt man jedoch die große Anzahl der Praxen von ca. 55.000, ist nur ein sehr kleiner Anteil (2–3 %) mit dieser Technik ausgestattet. Hinzu kommt weiterhin, dass in Kliniken und größeren Praxen durchaus mehrere Geräte parallel betrieben werden, was den Anteil weiter nach unten drückt.

Ist demnach die Aufmerksamkeit, die dieser Technik auf größeren Messen zu Teil wird, möglicherweise übertrieben? Zum Glück sind viele Experten keine prämierten Marketing- und Sales-Gurus, sodass die Beantwortung dieser Frage nicht in deren Tätigkeitsschwerpunkt fällt – wohingegen die Befundung der akquirierten Daten sehr wohl in deren Aufgabenbereich fällt. Hier entstehen meist größere Probleme. Ein Hauptgrund ist der Mangel an Zeit im täglichen Praxisablauf, um sich mit den Daten auseinanderzusetzen.

Die Zeitspanne für die komplette Bearbeitung eines Datensatzes reicht von 10 bis 45 Minuten, je nach Größe des Datensatzes, Aufkommen von Besonderheiten und vor allem von der Erfahrung des Befunders. **Bei chronischem Zeitmangel und dem Wissen, in einer halben Stunde mit anderen zahnärztlichen Therapien mehr „einspielen“ zu können, wird dies über kurz oder lang zu fehlenden oder fehlerhaften Befunden führen.**

Betrachtet man die rechtlichen und organisatorischen Aspekte bei der Anwendung der Volumentomographie, so wird auch hier schnell klar, dass im Vergleich zu anderen inner- und außereuropäischen Ländern Nachholbedarf besteht. So ist bis zum heutigen Zeitpunkt, mehr als zehn Jahre nach Einführung der Volumentomographie, keine Notwendigkeit gesehen worden, eine Spezialisierung oder geschweige denn einen Facharzt auf dem Gebiet der bildgebenden Diagnostik in der Zahnmedizin in Deutschland einzuführen.

Auch in europäischen Fachgesellschaften, die sich mit der Bild gebenden Diagnostik in der Zahnmedizin befassen, ist Deutschland trotz seiner großen Zahl an installierten Volumentomographiegeräten nur spärlich vertreten. Dies wiederum führt zu relativ geringem Mitspracherecht auf dieser Ebene. Ein Versuch, eine breitere Interessenvertretung auf nationaler Ebene zu schaffen, stellt die Gründung des Vereines BDZmed e.V. dar. Hier soll eine Plattform geschaffen werden, auf der es in Zukunft möglich ist, Informationen zu erhalten und auszutauschen (Quelle: Studie des www.bdzmed.de).

TOP 4: Wirtschaftlichkeit der Digitalen Volumentomographie

Zum Schluss betrachten wir die Einnahmen und Ausgaben, die mit der Volumentomographie erwirtschaftet werden können. Die Rechnung, die Ihnen das Depot Ihres Vertrauens bei Erklärung einer Kaufabsicht (und wahrscheinlich sogar ohne diese) aufmachen wird, ohne an dieser Stelle auf steuerliche Aspekte einzugehen, sieht in etwa folgendermaßen aus: Auf der einen Seite stehen primäre Anschaffungskosten, Installation und Abnahme, die andere Seite wird von der Privatliquidationsvereinbarung mit den Patienten bestimmt.

Hier ist die Rede von ca. 250 Euro pro Aufnahme, was einem 2,3-fachen Satz entspricht. Oftmals nicht aufgelistet sind zusätzliche Ausgaben wie z. B. die Notwendigkeit der Installation eines geeigneten Netzwerkes und einer entsprechenden Datensicherung. Diese beiden Posten sind spielend in der Lage, den Gesamtpreis um einen fünfstelligen Betrag zu erhöhen.

Außerdem sollte bei der Kaufentscheidung nicht vergessen werden, dass ein enormer Zeitaufwand erforderlich sein kann, um ein Volumentomographiesystem sachgerecht zu betreiben. Hier gibt es zwei Möglichkeiten: Die benötigte Zeit zur Befundung der Daten kann entweder von der Behandlungszeit abgehen oder aber im Anschluss an diese stattfinden. Auf der anderen Seite sollte nicht vergessen werden, dass durch den Betrieb eines Volumentomographiegerätes die Therapieplanung verbessert und somit möglicherweise die verloren gegangene Zeit durch ein gezielteres Vorgehen gutgemacht werden kann.

Die zwei „W“: Wirtschaftlichkeit ...

Die Frage nach der Wirtschaftlichkeit bekommt unter anderem dann besondere Relevanz, wenn die Ausrichtung der Praxis keine spezielle im Sinne der beispielhaft genannten Einsatzbereiche darstellt – dies bedeutet, dass verschiedene Teildisziplinen diverser Indikationen gleichzeitig mit dem DVT bedient werden. Sinnvoll ist eine Investition insbesondere dann, wenn sie der Aufrechterhaltung der Wirtschaftlichkeit einer Praxis dient oder das Leistungsspektrum in der Praxis erweitert (4). Die Option auf modernes 3D-Röntgen kann auch dazu genutzt werden, das jeweilige Profil einer Praxis zu schärfen und in den entsprechenden Fachdisziplinen mithilfe der „besseren Diagnostik vorhersehbar zu besseren Ergebnissen zu gelangen“(5).

In jedem Fall wird nicht nur die Befundungs- und Behandlungsqualität gesteigert, sondern auch die Patientenkommunikation gefördert. Die Anschaffung eines Kombinationssystems – wie beispielsweise des erwähnten Veraviewepocs 3D R100 – ist für viele Praxen rein wirtschaftlich betrachtet möglicherweise die geeignetere Investition, da es sowohl 3D-Aufnahmen als auch abrechenbare 2D-Aufnahmen ermöglicht. Darüber hinaus bietet es seine Vorteile in Bezug auf Platzbedarf, Datenarchivierung und Zusatzkosten (Verzicht auf Filmentwicklung etc.). Ein besonderes Potenzial in finanzieller Hinsicht bieten Geräte- oder Vermietungsgemeinschaften (4). Hierbei steht vor der Anschaffung neben den rechtlichen Bestimmungen die FOV-Auswahl im Fokus, und diese richtet sich wiederum nach den jeweiligen Fachdisziplinen.

Denn, wie bereits beispielhaft angeführt, sind unter anderem bei Endodontologen kleinere FOV gefragt, während HNO-Ärzte größere Volumina benötigen. Dies ist auch zu beachten, sollte lediglich ein Überweiserkonzept das Ziel sein. Hier sind die unterschiedlichen Anforderungen der möglichen Überweiser in die Investitionsüberlegungen einzubeziehen.

... und Workflow

Bei interdisziplinärer Anwendung bzw. dem Einsatz in mehreren Fachdisziplinen steigen insbesondere die Vorteile für Gemeinschaftspraxen, die sich eines dieser Systeme teilen und die Befunde schnell und unkompliziert weiterleiten können. Praxisrelevant ist zudem, dass ein

Röntgensystem trotz der verschiedenen Optionen auch möglichst einfach zu bedienen sein sollte. Im Falle des genannten 3D Accuitomo 170 erfordert das Erlernen der Bedienung erfahrungsgemäß eine Einarbeitungszeit von ca. drei Tagen (7).

Doch neben der Hardware punkten moderne DVT-Systeme auch in Bezug auf die Software: Moritas i-Dixel beispielsweise ermöglicht dem Behandler und seinem Team neben vielseitigen Bildbearbeitungsoptionen eine umfangreiche Aufklärung des Patienten – so lässt sich sowohl die Behandlungsplanung als auch eine vollständige Dokumentation des Therapieverlaufs detailliert am Monitor veranschaulichen. i-Dixel beinhaltet unter anderem eine Zeichnungsfunktion für den Mandibularkanal sowie Präsentationsmöglichkeiten für die Implantologie-Therapie. Darüber hinaus kann die Behandlungsplanung durch den Export ins DICOM-Format auch mit Dritt-Software durchgeführt werden – beispielsweise zur Verwendung von Navigations- und Planungsprogrammen, zur Erstellung von Bohrschablonen sowie navigationsgestützter Therapieplanungen.

Bei der Wahl eines Überweiserkonzepts hingegen ist die gemeinsame Nutzung der Bilddaten und somit ein Bildbetrachtungsprogramm für Überweiser notwendig. Morita hat dies bei seinen DVT- und 2D-/3D-Röntgensystemen intelligent gelöst: Mit dem OneVolumeViewer-Bildbetrachtungsprogramm lassen sich die Aufnahmen bequem exportieren und auch ohne die Installation von i-Dixel auf externen PCs betrachten und bearbeiten, wobei alle Funktionen von i-Dixel erhalten bleiben (z. B. zur Darstellung, Planung, MPR, 3D-Ansicht).

Berechnung einer DVT Aufnahme

Große Unsicherheit herrscht bei der Berechnung einer DVT Aufnahme: die digitale Volumentomographie (DVT) ist in der GOÄ nicht enthalten sei. Deshalb soll die Berechnung analog erfolgen, wobei die GOÄ-Nr. 5370 zugrunde gelegt wird und höchstens der 1,0-fache Faktor angemessen sei.

Die DVT ist im Vergleich zur so genannten CT (Computertomographie) eine an Strahlenbelastung reduzierte spezielle Variante der Tomographie des Kopfes. Sie stellt lediglich eine technische Weiterentwicklung der Computertomographie mittels kegelförmigen Röntgenstrahlen dar und ermöglicht die Erzeugung von Schnittbildern.

Das herkömmliche CT macht somit ähnliche Bilder, jedoch bei deutlich höherer Strahlenbelastung! Sie ist somit keine neue Leistung, daher kommt eine analoge Berechnung nicht in Betracht.

Es existieren zur Abrechnung einer DVT Aufnahme lediglich Empfehlungen. Eine gefestigte Ansicht scheint sich noch nicht gebildet zu haben. Die am weitesten verbreitete Auffassung empfiehlt den Ansatz der GOÄ Nr. 5370 „CT im Kopfbereich", Einfachsatz 116,57 EUR, 1,8fach 209,83 EUR, 2,5fach 291,44 EUR und zusätzlich die GOÄ Nr. 5377 „Zuschlag, computergesteuerte Analyse", 46,33 EUR. Beide Leistungen können nur von demjenigen berechnet werden, der über die spezielle Fachkunde verfügt.

Weiterhin wird die DVT nahezu von allen Versicherungen mit dem Hinweis der fehlenden medizinischen Notwendigkeit abgelehnt. **Laut Rechtsprechung ist eine medizinische Heilbehandlung immer dann als medizinisch notwendig anzusehen, wenn es nach objektiven medizinischen Befunden und wissenschaftlichen Erkenntnissen im Zeitpunkt der Behandlung vertretbar war, sie als medizinisch notwendig anzusehen.**
Will der Versicherer seine Leistungspflicht einschränken, ist er hierfür darlegungs- und beweispflichtig (BGH-Urteil vom 29.05.1991 und 12.03.2003).

Fazit

Die DVT hat sich mittlerweile als erweiterte Röntgendiagnostik in der Zahnheilkunde etabliert und insbesondere bei Fällen, „bei denen es besonders auf eine reduzierte Strahlenexposition unter bewusster Inkaufnahme der dadurch bedingten, systemimmanent veränderten Bildparameter ankommt, ist der DVT der Vorzug zu geben" (8). **Denn obgleich des Strahlenrisikos ist der Nutzen der DVT für ein breites zahnmedizinisches Indikationsspektrum unbestritten – und dieser Nutzen weitet sich kontinuierlich auf weitere Einsatzfelder aus. Mit der Zahl der Einzel-, Gemeinschafts- und Überweiserpraxen, die auf DVT-Systeme setzen, wächst auch die Zahl der Patienten, die von unkompliziert und fachübergreifend weitergeleiteten Befunden profitieren.**

Der Patientenkommunikation wiederum kommt nicht zuletzt die voranschreitende Digitalisierung der Zahnheilkunde entgegen. Um den Anforderungen der modernen Praxis an sicherheitsrelevante und wirtschaftliche Aspekte sowie einen optimalen Workflow zu entsprechen, bieten sich für die Diagnostik insbesondere DVT-Systeme der neuesten Generation an. Diese erhöhen nicht nur Diagnose- und Patientensicherheit, sondern auch die „Zukunftstauglichkeit" der Praxisausstattung vor dem Hintergrund der voranschreitenden Digitalisierung der Zahnheilkunde – unter anderem mithilfe zahlreicher Hard- und Software-Features sowie der Netzwerkfähigkeit der Bilddaten.

Literatur

(1) European Commission. Radiation Protection no 172: Cone beam ct for dental and Maxillofacial radiology. Evidence based guidelines: Evidence based guidelines. A report prepared by the sedentexct project (2012)

(2) Walter C, Wagner W.: Der besondere Fall: Digitale Volumentomographie in der ZMK. Der retinierte Weisheitszahn. zm 104, Nr. 12A, 2014: 48-50

(3) Röntgenverordnung (RöV). Neufassung vom 30. April 2003, zuletzt geändert am 04. Oktober 2011, § 23, Seite 14. Abruf am 21.08.2018 unter: http://www.bfs.de/de/bfs/recht/rsh/volltext/1A_Atomrecht/1A_14_RoeV_1011.pdf

(4) Meyer T: DVT – keine Angst vor Investitionen. ZWP 4/2014: 52-56

5Rosema F: Gruppendynamik der ganz besonderen Art. Abruf am 19.08.2018 unter http://www.rosema.de/kameras-intraoral/8-news/45-25-morita-dvts-auf-einen-streich.html

(6) fischer.porada+partner Steuerberatungsgesellschaft mbB. Steuerberater-Tipp: Lohnt sich ein DVT? – Eine steuerliche und wirtschaftliche Betrachtung aus der Sicht eines Steuerberaters. Abruf am 05.07.2018 unter: http://www.kavo.com/img_cpm/Global/files/global/Steuerkolumne/Steuerberater-Tipp_Lohnt-ein-DVT-1.pdf

(7) Hirsch E: DVT aktuell – Diagnosesicherheit bei minimierter Strahlendosis

(8) Deutsche Gesellschaft für Zahn-, Mund- und Kieferheilkunde (DGZMK). S2k-Leitlinie - Dentale digitale Volumentomographie. Version Nr. 9 vom 05. August 2013. Abruf am 03.06.2018 unter: http://www.dgzmk.de/uploads/tx_szdgzmkdocuments/083-005l_S2k_Dentale_Volumentomographie_2013-10.pdf

Tenor für die erfolgreiche Kostenübernahme durch die Kassen

Die Volumentomographie ist eine ausgezeichnete Erweiterung der zahnmedizinischen Diagnostik und wird sich vermutlich über kurz oder lang durchsetzen. Genau wie bei der Einführung der Panoramaaufnahme weist diese Technik Vor- und Nachteile auf. Als Vorteil ist mit Sicherheit die große Menge an generierter Informationen gegenüber der geringen Dosis zu werten. Nachteilig sind zum einen der hohe Anschaffungspreis sowie die fehlende standardisierte Aus- und Weiterbildung auf dem Gebiet der Volumentomographie. Gerade im zweiten Punkt besteht mit Sicherheit Nachholbedarf.

Beim 3D-Röntgen handelt es sich um den Einsatz der Digitalen Volumentomograph (DVT), das zunächst einmal wie ein herkömmliches Gerät Röntgenaufnahmen anfertigt. Die Besonderheit liegt darin, dass ein DVT um den gesamten Kieferbereich herumfährt und dabei sehr viele Einzelaufnahmen anfertigt. Die bahnbrechende Technologie besteht darin, dass aus den Einzelaufnahmen am Computer ein dreidimensionales Bild des Schädels errechnet wird. **Dieses 3D-Bild ist hoch auflösend und bietet dem Zahnarzt extrem gute Möglichkeiten, den Verlauf der Kiefer- und Gesichtsnerven, die Lagebeziehungen der Zähne zueinander, die Knochenbeschaffenheit sowie Zahn- und Kiefererkrankungen sicher zu diagnostizieren.**

Ein in Digitaler Volumentomographie versierter Implantologe kann dem Patienten nach dem Röntgen am Computerbildschirm ein dreidimensionales Bild seines Schädels zeigen. Er kann dem Patienten genau erklären und demonstrieren, ob z. B. der Kieferknochen genügend Knochensubstanz für Zahnimplantate aufweist oder wo er plant, in seinem Kiefer Zahnimplantate zu setzen. Dabei wird er das dreidimensionale Bild des Schädels in alle Richtungen drehen und gegebenenfalls gewisse Regionen vergrößern, um dem Patienten bestimmte Sachverhalte genauer zu zeigen.

3D-Röntgen ist eine viel genauere Aufnahmetechnik als ein zweidimensionales Röntgenbild. Mit einem DVT wird ein dreidimensionales Bild des Schädels erzeugt. Die Daten können bei Bedarf auf eine CD gebrannt werden, die dem Patienten vom Zahnarzt mitgegeben wird. Auf der CD ist eine Software enthalten, mit der der Hauszahnarzt die enthaltenen Daten als dreidimensionales

Modell aus allen Winkeln am Computer betrachten kann, um sich einen detaillierten und präzisen Überblick über den Zustand der Zähne und des Kiefers zu verschaffen.

Der Einsatz eines Digitalen Volumentomographen (DVT) beschränkt sich nicht auf Fragestellungen der Zahnmedizin. Auch andere Fachärzte profitieren von den hoch auflösenden 3D-Bildern des menschlichen Schädels, die man mit einem DVT anfertigen kann, wie z. B. Hals-Nasen-Ohrenärzte oder Mund-Kiefer-Gesichts-Chirurgen (MKG). Es ist gewiss nicht ungewöhnlich, wenn solche Fachärzte einen Patienten an einen Zahnarzt überweisen, in dessen Praxis ein hochmodernes DVT-Gerät vorhanden ist.

Man Patienten daher nur raten, einen Spezialisten auszuwählen, der über ausreichende Erfahrung als Implantologe verfügt - was auch bedeutet, dass er eine qualifizierte Zusatzausbildung erfolgreich abgeschlossen hat - und die modernsten diagnostischen Verfahren anwendet, wie z. B. das 3D-Röntgen (Digitaler Volumentomograph). Die Verwendung hochwertiger Marken-Zahnimplantate ist meiner Ansicht nach ebenfalls sehr empfehlenswert. Ist die Implatantion computergestützt (z. B. beim NobelGuide®-Verfahren), gibt dies dem Patienten die Sicherheit, dass die Implantation im Vorfeld genau geplant und mit größtmöglicher Genauigkeit durchgeführt werden kann, um z. B. Schädigungen der im Kiefer verlaufenden Nervenbahnen und Blutgefäße auszuschließen.

Fragestellungen an Fachexperten, die den effizienten Einsatz einer DVT belegen

(1) Analog oder digital, Speicherfolien oder Sensoren, 2D oder 3D – in der Röntgentechnik haben sich die Optionen vervielfacht. Welche Technik gehört in jede Zahnarztpraxis?

Beim Einzelzahnfilm lässt sich sicherlich kontrovers diskutieren, ob die digitale Variante mit oftmals sensorbedingtem kleinerem Aufnahmefeld klinisch wirklich einen diagnostischen Vorteil gegenüber einem guten analogen Bild bringt. Bei aktuellen, digitalen Panoramaschichtgeräten hingegen hat vor allem mit den immer schneller arbeitenden Sensoreinheiten eine diagnostisch relevante Neuerung Einzug gehalten. Damit ist es nach erfolgter Aufnahme noch möglich, die

Lage der Schichtebene im anterioren Bereich über die Software zu optimieren, so dass auf ergänzende Einzelaufnahmen der Frontzähne verzichtet werden kann. Hier ist ein klarer klinischer und diagnostischer Vorteil der digitalen Technik zu erkennen.

(2) Zahlreiche Zahnärzte, man schätzt mehr als die Hälfte, halten dennoch an der analogen Technik fest. Macht das Sinn?

Nein. Die Aufnahmen überzeugen qualitativ zwar durchaus – dennoch - die analoge Bildgebung ‚braucht' heute im Grunde niemand mehr. Die Nachteile sind immens, sie reichen von der qualitativen Abhängigkeit von Entwicklungsvorgängen über den Bedarf an Verbrauchsmaterialen bis hin zur Entsorgung von Chemikalien und der aufwendigen Archivierung. Speicherfolien werden zwar zunehmend intraoral eingesetzt, aber für die weitere Verwendung älterer Panoramageräte sollten Speicherfolien lediglich als Übergangslösung verwendet werden.

(3) Inwiefern ist die analoge Technik noch ein Thema?

Betrachtet man die aktuellen Verkaufszahlen, so ist die **analoge Bildgebung** in Deutschland kein Thema mehr. 95 Prozent der verkauften Panorama-Röntgengeräte sind digital. Und bei den restlichen 5 Prozent befindet sich in der Praxis kaum noch ein Entwickler, sondern meistens ein Speicherfolienscanner.

(4) Speicherfolie versus Sensoren – wofür soll sich der Anwender entscheiden?

Speicherfolien zur Erstellung intraoraler Aufnahmen und ein sensorbasierendes Panoramaaufnahmesystem stellen meiner Ansicht nach derzeit eine ideale Kombination dar. Denn während der Einsatz intraoraler Festkörpersensoren nach wie vor unter der Dimension der Sensoren leidet, kann bei der Erstellung von Panoramaschichtaufnahmen auf eine große Palette verschiedener Sensorsysteme zurückgegriffen werden.

(5) Speicherfolie oder Sensoren – das ist eine spannende Frage.

Speicherfoliensysteme in den Formaten 2 x 3 cm und 4 x 4 cm werden – zumindest in Deutschland – immer beliebter und die Verkaufszahlen haben die der Sensoren übertroffen. Das liegt sicher an der einfachen Handhabung der Folien und der heute stark verbesserten Bildqualität.

(6) Sind Speicherfoliensysteme „in"?

Im Bereich intraorales Röntgen ist sicherlich ein Trend zur Speicherfolie zu beobachten, während wir beim extraoralen Röntgen weiterhin steigende Verkaufszahlen bei 3D-Geräten sehen.

(7) Welche Trends sind zu beobachten?

Bei den Panoramaschichtaufnahmen sind zwei Trends zu beobachten: einerseits die Erstellung von „Panoramabildstapeln", andererseits das Aufkommen von Programmen, die die Erstellung einer intraoralen Aufnahme bereits teilweise ersetzen können. Und: Die Netzwerkintegration von Systemen für die intraorale Bildgebung hat sich verbessert, wahrscheinlich, weil immer mehr Zahnärzte über eine solide Netzwerkinfrastruktur verfügen und die o. g. Systeme flexibler eingesetzt werden sollen.

(8) Obwohl seit vielen Jahren adäquate Möglichkeiten zur 3D-Diagnostik zur Verfügung stehen, werden in der täglichen Praxis nahezu ausschließlich zweidimensionale Aufnahmen gemacht. Schrecken Zahnärzte vor der DVT noch zurück, zum Beispiel aus Kostengründen?

Ja, aber auch die technischen Rahmenbedingungen lassen sie zögern. Die Kollegen schrecken auch vor dem zeitlichen Aufwand zurück. Bei aller Begeisterung für die exzellente Bildqualität – entscheidend ist die diagnostische Beurteilung eines Datensatzes: Die dafür notwendige Dokumentation verschlingt Zeit, im Schnitt jeweils 20 Minuten.

(9) Aktuell hört man, dass auch juristische Aspekte etwa bei übersehenen Befunden oder Fehlbeurteilungen von der Beschaffung eines DVT-Systems abhalten. Kommen wir zum Thema 2D/3D. Welche Technik ist wann indiziert?

Die Frage 2D oder 3D stellt sich meiner Meinung nach nicht, beide Systeme ergänzen sich. Eine reine 3D-Röntgendiagnostik verbietet sich schon aus Strahlenschutzgründen. Auch die DVT-Technik hat ihre Grenzen. Denken Sie an die Probleme der Metallartefakte, an die Weichteildarstellung und die Kariesdiagnostik. Ich empfehle eine individuelle Beratung durch einen Röntgenspezialisten des Fachhandels.

Insbesondere für Kariesdiagnostik, aber auch in vielen endodontischen Fragestellungen ist eine zweidimensionale Aufnahme zur Abklärung völlig ausreichend. Die dreidimensionale Aufnahmetechnik ist eine weiterführende Diagnostik und kommt erst dann zum Einsatz, wenn mit zweidimensionalen Aufnahmen keine klare Diagnose möglich ist.

(10) Wie sieht es mit MRT und CT aus, sind die Techniken im niedergelassenen Bereich überhaupt denkbar?

Kaum, die Investitionen sind hoch, z. B. für 1,5T-MRT ca. eine Million Euro bei einer Neuanschaffung oder 300.000 Euro bei einem fünf Jahre alten Gebrauchtgerät. Die Kosten für den laufenden Betrieb sind da noch gar nicht eingerechnet.

Die Anwendung von Großgeräten in Zahnarztpraxen halte ich eher für utopisch. Sowohl CT, insbesondere mit der Applikation von Kontrastmitteln, als auch MRT werden wohl weiterhin in der Hand der Radiologie verbleiben.

MRT und CT erfordern einen sehr hohen finanziellen Aufwand von vielen hunderttausend Euro, so dass die Untersuchungen sehr teuer sind. Außerdem ist der Betrieb solcher Geräte ohnehin ausschließlich Radiologen vorbehalten. Eine Überweisung an den Radiologen zieht allerdings einen erheblichen Zeitaufwand nach sich, sowohl für den Patienten als auch für den Behandler.

(11) Würden kostengünstige Systeme das ändern?

Ja, und dann könnte ich mir auch eine Umsetzung in der Praxis vorstellen, gerade auf dem MR-Sektor. Eine Überweisung an einen Radiologen ist frustrierend. In der Radiologie spielt die Zahnheilkunde nämlich eine völlig untergeordnete Rolle. Es fehlt Know-how in Sachen dentaler Pathologien, was eine sachgerechte Anwendung der Modalitäten erschwert.

(12) CT und MRT können nur in Fachpraxen oder Zentren für Radiologie durchgeführt werden, was ändert sich mit der DVT?

In den zahnmedizinischen Praxen war vor der Etablierung der DVT die CT vor allem auf die 3D-Planung komplexer Implantatfälle beschränkt und damit auf einen eng umschriebenen Behandlerkreis. Die MRT ist nach wie vor der Goldstandard in der Bildgebung des Weichgewebes des Kiefergelenks und wird daher auch nur von Spezialisten zur CMD-Diagnostik eingesetzt.

Die DVT hingegen kann durchaus in einer entsprechend ausgestatteten Zahnarztpraxis durchgeführt werden. Indikationsstellung, Durchführung und Befundung sind jedoch an den Erwerb der Fachkunde „Digitale Volumentomografie" gebunden. Vielen niedergelassenen Zahnärzten sind die diagnostischen Möglichkeiten der DVT auch noch nicht bewusst. Neben den Anschaffungskosten für ein DVT musst natürlich auch der finanzielle Mehraufwand für den Patienten bedacht werden. Die DVT ist in aller Regel eine Privatleistung.

(13) Bei richtiger Indikationsstellung ist gegen einen zunehmenden Einsatz der DVT also nichts einzuwenden?

Korrekt, sofern eine entsprechende Qualifikation des Betreibers vorliegt, die durch weitergehende Fortbildungsmaßnahmen unterfüttert werden müsste, um eine sicherere Indikationsstellung und eine qualitativ höherwertige Auswertung zu gewährleisten.

Ob 2D oder 3D geröntgt wird, hängt von der medizinischen Notwendigkeit ab. Nach der Röntgenverordnung ist immer eine rechtfertigende Indikation für die Erstellung einer Röntgenaufnahme zu stellen und es ist immer dasjenige Verfahren zu wählen, das die geringste Dosis für den Patienten bedeutet. Das heißt: nur wenn eine entsprechende Indikation vorliegt, darf ein DVT erstellt werden, andernfalls muss eine 2D-Aufnahme gemacht werden. Ich kann in diesem Zusammenhang nur auf die S1-Empfehlung der DGZMK zur dentalen DVT verweisen.

(14) Was ist mit der Strahlenbelastung?

Natürlich muss bei Strahlendiagnostik, also auch beim Einsatz der DVT, immer das ALARA (As low as reasonable achievable)-Prinzip beachtet werden. Das wird auch in der DGZMK-Leitlinie betont. Fakt ist: Die Anwendung muss mit der geringstmöglichen Strahlendosis bei gleichzeitiger suffizienter Abbildungsqualität erfolgen.

(15) Die Implantologie war und ist die entscheidende Triebfeder der dentalen DVT, ist sie bis heute das Haupteinsatzgebiet?

Ja, denn die Implantologie profitiert natürlich enorm von einer dreidimensionalen Visualisierung des Knochenlagers, sei es durch das bloße Erheben von Messwerten oder gar in Form der Verwendung der Datensätze zur schablonengestützten Implantatinsertion.

(16) Welche Vorteile sehen Zahnexperten durch die Kostenübernahme beim DVT?

Strukturen, die in zweidimensionalen Bildern durch Summationseffekte unklar dargestellt sind, lassen sich eindeutig erkennen. Insbesondere der Kieferhöhlenboden ist in einer Panoramaschichtaufnahme im Verlauf nie eindeutig zu beurteilen. **Und Guided Surgery erfordert zwingend eine dreidimensionale Aufnahme.**

Die anzustrebende prothetisch orientierte Implantatplanung lässt sich mit der DVT auch mit kleiner Aufnahmevolumengröße bereits bei lokal begrenzten Fällen, z. B. bei implantatprothetischer Versorgung nur eines Quadranten, anwenden, um so planerische Sicherheit zu erlangen. So sind zum Beispiel Art und Umfang einer Augmentation und prothetischer Aufwand bereits im Vorfeld klar zu diagnostizieren und in einem Heil- und Kostenplan präziser zu berücksichtigen.

Der Eingriff an sich kann gezielter geplant und durchgeführt werden. Außerdem bekommt der Behandler ein hervorragendes Hilfsmittel an die Hand, um den geplanten Behandlungsaufwand mit dem Patienten am PC-Bildschirm zu visualisieren. In der Zukunft werden die einzelnen digitalen Techniken wie 3D-Gesichtsscan, DVT, Intraoralscan, Implantatplanungs- und CAD-Software im Sinne eines konsequenten digitalen Workflows noch stärker miteinander verzahnt werden. Dieser Prozess könnte durch die Industrie dadurch gefördert werden, dass sie ihre Systeme für gemeinsame Schnittstellen weiter öffnet als bisher und die Interoperabilität erleichtert.

(17) Ist die Implantologie noch immer das Haupteinsatzgebiet für die dritte Dimension?

Ja, Implantologie und Chirurgie sind sicherlich die klassischen Anwendungsgebiete der 3D-Bildgebung. Die dritte Dimension erleichtert hier die Operationsplanung in Bezug auf kritische anatomische Strukturen, und durch die hohe Messgenauigkeit gegenüber zweidimensionalen Verfahren wird eine optimale Implantatplanung möglich.

(18) Welche weiteren Einsatzgebiete zeichnen sich ab?

Letztlich treten in fast allen zahnmedizinischen Teildisziplinen Fragestellungen auf, die sich am besten mit überlagerungsfreier 3D-Bildgebung klären lassen. Beginnen wir mit der Endodontologie. Hier halte ich den Einsatz einer DVT besonders bei anhaltenden Beschwerden nach einer Wurzelkanalbehandlung für indiziert. Zur prätherapeutischen Darstellung des doch komplexen Wurzelkanalsystems würde eine sehr hohe Auflösung benötigt (z. B. Voxelkantenlänge 50 μm), was jedoch durch Patientenbewegungen häufig limitiert wird.

Etliche apikale Veränderungen lassen sich per 2D-Aufnahmen nicht erkennen, das gilt auch für Wurzelfrakturen, hier empfiehlt sich der DVT-Einsatz. Wichtig ist, dass die Geräte mit entsprechend hoher Auflösung arbeiten können, um eine hohe Detailerkennbarkeit zu gewährleisten. Eine dreidimensionale Aufnahme hilft darüber hinaus, unentdeckte Wurzelkanäle aufzufinden.

Dem können Experten nur zustimmen, denn die Ausdehnung apikaler Läsionen lässt sich, wenn sie im vorausgegangenen Einzelzahnfilm oder OPG nicht eindeutig zur Darstellung kommt, per DVT exakt bestimmen und eine bessere Einschätzung der Prognose mit einer entsprechende Therapieform festlegen. Die DVT kann bei entsprechender Bildqualität schwierige Wurzelkanalkonfiguration exakt wiedergeben und so eine substanzschonende und gezielte Aufbereitung ermöglichen.

(19) Zurück zu den Wurzelfrakturen: Die DVT eignet sich gut für die Diagnostik von Querfrakturen; es lassen sich im Zahnfilm Risse in der Wurzel oft nicht von Überlagerungen mit anderen anatomischen Strukturen unterscheiden. Gilt das auch für Längsfrakturen?

Zur Abklärung von Längsfrakturen, insbesondere bei vorhandener Wurzelfüllung, gibt die DVT hingegen keine zusätzlichen Informationen, da die feinen Risse in der Nähe des Wurzelfüllmaterials oftmals nicht zur Darstellung kommen. Hier sind eher die klinischen Parameter – lokalisiert hohe Sondierungstiefen und die direkte Aufsicht, wenn möglich mit OP-Mikroskop – zielführend.

(20) Bringt die DVT auch ein Diagnose-Plus in der Parodontologie?

Ja, denn die Aussagekraft des zweidimensionalen Zahnstatus in der Parodontaldiagnostik gilt als eingeschränkt. Knochenlamellen können überstrahlt werden, Kompakta und/oder Wurzeln können Knochendefekte überlagern und erschweren so etwa die Diagnostik von Fenestrationen. Unter anderem lassen sich Knochentaschen hinsichtlich ihrer Größe und Ausdehnung nicht korrekt bewerten. Auch ist der klinische und radiologische Befund von Furkationsbefällen oftmals nicht deckungsgleich.

(21) Wie hilft die dritte Dimension?

Wenn die vollständigen klinischen Befunde und konventionelle Röntgenaufnahmen nicht ausreichend Informationen bieten, um das weitere klinische Vorgehen – z. B. regenerative versus resektive Verfahren – eindeutig festzulegen oder die parodontale Wertigkeit im Rahmen der Planung einer definitiven Prothetik genauer zu definieren, kann die dritte Dimension den Therapie entscheidenden Informationszugewinn bringen.

(22) Aber der interorale Zahnstatus gilt noch als Goldstandard?

Nach Expertenmeinung ist der intraorale Zahnstatus zur Abklärung von parodontalen Läsionen nicht länger als Goldstandard zu betrachten. Ich verweise hier gerne auf das Verhältnis des Informationsgehalts einer Untersuchung zu der dabei anfallenden Dosis. Sofern also auch zunehmend Niedrigdosisprotokolle durch die Hersteller implementiert werden, ist die Rolle des Zahnfilms bzw. der intraoralen Aufnahme als Informationsträger in Zukunft zumindest infrage zu stellen.

(23) Wann sollte der Zahnarzt besser an einen Radiologen bzw. Experten überweisen?

Immer dann, wenn zu erwarten ist, dass die in der Praxis verfügbaren Röntgenverfahren und -techniken nicht den für die Diagnose und Therapieplanung erforderlichen Erkenntnisgewinn erbringen, ist eine Überweisung an Einrichtungen sinnvoll, die über die entsprechende Röntgenausstattung und das Know-how verfügen. Das setzt allerdings voraus, dass der Überweiser die Möglichkeiten und Grenzen der einzelnen Aufnahmetechniken kennt.

Da in Deutschland im Bereich der Zahnmedizin keine Möglichkeit zur Spezialisierung auf dem Gebiet der Bild gebenden Diagnostik besteht, wie es in anderen europäischen Ländern längst der Fall ist, werden Diagnostikzentren in der Regel neben dem normalen Praxisbetrieb abgebildet.

(24) Ist das ein Problem?

Zunächst einmal ein Zeitproblem – für die diagnostische Aufbereitung und Auswertung einer DVT sind etwa 15 bis 20 Minuten anzusetzen. Des Weiteren fehlen nach Erlangung der DVT-Fachkunde jegliche seriöse Fortbildungsangebote auf diesem Sektor.

(25) Ich möchte noch einmal auf die Überweisungspraxis eingehen: Es gibt unterschiedliche Überweisungsgründe. Nicht für jede Praxis rechnet sich ein 3D-Gerät. Außerdem kann es auch in Praxen mit DVT Indikationen für eine 3D-Aufnahme mit einer Volumengröße geben, die das eigene Gerät nicht leistet. Aus strahlenhygienischen Gründen ist dann ein DVT in einem Röntgenzentrum einer CT-Aufnahme vorzuziehen?

Die Überweisung an ein Röntgenzentrum ist kein Muss. Jeder Zahnarzt, der ein DVT betreibt, besitzt die Fachkunde zur DVT-Diagnostik. Eine Vielzahl von Zahnarztkollegen überweisen Patienten ausschließlich für DVT-Aufnahmen, zum Beispiel wegen unklarer Nervverläufe bei anstehenden Weisheitszahnentfernungen oder aufgrund geplanter Implantatinsertionen.

(26) Stichwort Fehlerquellen – das Spektrum ist ja beachtlich.

Fehler können bereits bei der Erstellung einer DVT-Aufnahme auftreten. Die Wahl der richtigen Expositionsparameter – so sie denn selektiert werden können – ist von großer Bedeutung. Bewegungsartefakte führen zu Messfehlern, so kann das Erkennen kleiner Strukturen beeinträchtigt werden.

(27) Wie sieht es bei den Längenmessungen aus?

Hier kann es zu technisch bedingten Ungenauigkeiten kommen, obwohl der Vergrößerungsfaktor bei der DVT bei 1 liegt. Jedes technische System besitzt Messungenauigkeiten. Daher ist auch die Längenmessung, die wir in einer DVT-Aufnahme vornehmen, fehlerbehaftet.

(28) In der Literatur werden bei In-vitro-Messungen Fehler in der Größenordnung von drei bis acht Prozent angegeben. Das deckt sich auch mit meinen Beobachtungen. Auch Metallartefakte treten immer wieder auf, wie kommt es dazu?

Bei der Patientenvorbereitung werden etwa herausnehmbare Prothesen, Schmuck oder auch Hörgeräte vergessen. Dies führt unter Umständen zu erheblichen Artefakten in der rekonstruierten Aufnahme.

(29) Welche weiteren Fallstricke gibt es?

Patientenbewegungen können zu qualitativen Beeinträchtigungen und geometrischen Ungenauigkeiten führen. Das hängt natürlich ganz vom Ausmaß der Bewegung ab. Weiterhin verursachen Hochkontrastobjekte wie Implantate oder stark absorbierende Füllungsmaterialien Artefakte, die die Beurteilung des Datensatzes nachhaltig beeinflussen können.

(30) Was sind typische Anwenderfehler?

Man muss alle drei Raumachsen betrachten, das ist die Schwierigkeit. Soll etwa im Unterkiefer der Abstand vom Alveolarkamm zum Mandibularkanal für eine Implantatversorgung gemessen werden, muss dies in der Richtung der späteren Implantatachse erfolgen, sonst können sich erhebliche Messfehler ergeben. Außerdem treten Interpretationsfehler auf – von der Erhebung falsch positiver oder falsch negativer Befunde will ich hier gar nicht erst anfangen.

Eine große Fehlerquelle liegt meiner Ansicht nach im Field of View (FOV). Zu häufig werden Gebiete mit Aufnahmen erfasst, die für die Fragestellung gar nicht relevant sind. Um eine möglichst genaue Eingrenzung des FOV zu ermöglichen, ist eine gute Kommunikation zwischen Überweiser und Aufnahmeersteller notwendig. Je präziser die Fragestellung zur Aufnahme ist, desto besser kann das FOV eingegrenzt werden. Und: DVT-Aufnahmen eignen sich nicht zur Kariesdiagnostik.

Grenzen für die Darstellung ergeben sich auch aus Metallartefakten. So können zum Beispiel metallische Wurzelkanalstifte grazile Wurzeln überlagern und eine Frakturdiagnostik erschweren.

(31) Wann rechnet sich ein DVT-Gerät

Der Betrieb eines DVT-Geräts sollte nicht ausschließlich unter betriebswirtschaftlichen Aspekten erfolgen. Derart werden Geräte nur von Radiologen betrieben. Die Fragen, die man sich vor einer

Geräteselektion immer stellen sollte, lauten: Was mache ich eigentlich den ganzen Tag? Welches Patientenportfolio betreue ich, wird sich dieses durch den Einsatz eines DVT-Geräts verändern? Wie wird sich mein therapeutisches Konzept möglicherweise ändern?

Neben der reinen Anzahl an Akquisitionen darf auch das benötigte Zeitfenster nicht aus den Augen verloren werden. Wie bereits erwähnt, sind 20 Minuten für die Auswertung eines Datensatzes durchaus einzuplanen. Dem gegenüber steht ein Erlös, der natürlich durch die Investition entsprechend gemindert wird. In vielen Fällen führt dies zu einer forcierten Anwendung der Modalität, was natürlich nicht im Sinne der Röntgenverordnung ist, aber leider aus typischen betriebswirtschaftlichen Zwängen erfolgt.

Erstens muss bei der Amortisationsrechnung berücksichtigt werden, dass es sich bei den meisten Geräten um Kombigeräte handelt, die sowohl klassische 2D-Panoramaaufnahmen als auch 3D-Volumentomografien erstellen können. Zweitens ist die Volumengröße der entscheidende Faktor, der die Anschaffungskosten bestimmt. Drittens gibt es mittlerweile für die Liquidation eines DVTs ‚Marktpreise', so dass die nach GOÄ maximal zulässige Liquidation weit unterschritten wird. Da eine betriebswirtschaftliche Amortisationsrechnung stark praxisabhängig ist, geht das folgende Beispiel davon aus, dass die Leasingrate von den erzielten Einnahmen gedeckt wird:
Ein Kombigerät Planmeca 3D, 8 × 8 cm Volumengröße, schlägt mit rund 72.000 Euro inkl. MwSt. zu Buche. Die monatliche Leasingrate liegt bei 1.400 Euro inkl. MwSt. bei 60 Monaten Laufzeit und Vollamortisation. Diese Leasingrate wird mit 20 Panoramaaufnahmen und fünf 3D-Aufnahmen erwirtschaftet. Betrachtet man den reinen Mehrpreis eines DVT-Geräts gegenüber einem OPG, benötigt man unter den gleichen Bedingungen ca. sechs DVT-Aufnahmen pro Monat. Dabei würde eine Liquidation von 150 Euro pro DVT zugrunde gelegt.

(32) Wie sind die Erfahrungen in puncto Wirtschaftlichkeit und Diagnose-Plus in einer Zahnarztpraxis?

Seit 2007 verwenden wir die DVT. Die Aufnahmequalität mit Sensortechnik ist ausgezeichnet. Es entfallen alle entwicklungsbedingten Fehlerquellen und die Originalaufnahme verbleibt in der Praxis. Darüber hinaus können Aufnahmen nicht falsch abgelegt werden. Unsere Sensoren für Zahnfilme funktionieren seit über sieben Jahren ohne Ausfall. Ich habe den Umstieg auf digitales

Röntgen nie bereut. Die Wirtschaftlichkeit hängt natürlich wesentlich vom Anschaffungspreis des Geräts und vom Preis für die Aufnahme ab. Bei unserem Gerät und unserem Aufnahmepreis von 150 Euro werden 26 Aufnahmen im Monat für eine Amortisation benötigt.

(33) Zahnärzte und Patienten wünschen sich eine Reduzierung der Strahlendosis und der Artefakte, was tut die Industrie?

Bei Planmeca wurde jetzt ein Verfahren entwickelt, bei dem die effektive Dosis eines Volumens von 23 cm Durchmesser und 16 cm Höhe nur 21 µSv beträgt. Zum Vergleich: Bei einem OPG haben wir eine Effektivdosis von ca. 15 µSv. Aber nach meiner Überzeugung werden sich in der Zukunft durch verbesserte Detektoren und Verfahren noch weitere erhebliche Reduktionen in der Dosis ergeben.

Weitere Entwicklungsschwerpunkte sind:

- die Reduktion der Dosis bei gleichbleibender Bildqualität und
- verbesserte Rekonstruktionsalgorithmen, die Metallartefakte reduzieren, die Ortsauflösung erhöhen und die Bestimmung der Gewebedichte verbessern.

Quelle: Literaturliste auf www.dentalmagazin.de in der Rubrik Expertenzirkel.